手术室专科护士培训用书

手术动力系统分类
及维护保养指南

主 编 孙育红 钱蒨健 周 力

科学出版社

北 京

内 容 简 介

本书以规范手术动力系统分类及维护保养行为，减少操作过程中的安全隐患为目的，从手术动力系统概述、动力系统介绍、动力系统维护保养常见问题、动力系统再处理等方面进行了系统介绍，指导手术室护士正确地了解动力系统的用途、功能及结构，正确检测动力系统的功能和清洗消毒灭菌质量，指导动力系统维护人员正确完成动力系统的预防性保养，并针对问题动力系统进行专业处理和维护操作，从而保障患者的手术安全。

本书图文并茂，实用性强。可作为手术室护士专科培训用书，也可供相关科室护理人员学习参考。

图书在版编目(CIP)数据

手术动力系统分类及维护保养指南 / 孙育红，钱蒨健，周力主编. —北京：科学出版社，2018.6

手术室专科护士培训用书

ISBN 978-7-03-057506-7

Ⅰ.①手… Ⅱ.①孙…②钱…③周… Ⅲ.①手术器械－动力系统－保养－指南 Ⅳ.①R608-62

中国版本图书馆CIP数据核字（2018）第110160号

责任编辑：张利峰 / 责任校对：张怡君
责任印制：肖 兴 / 封面设计：龙 岩

科学出版社 出版

北京东黄城根北街 16 号
邮政编码：100717
http://www.sciencep.com

北京汇瑞嘉合文化发展有限公司 印刷

科学出版社发行 各地新华书店经销

*

2018 年 6 月第 一 版 开本：720×1000 1/16
2018 年 6 月第一次印刷 印张：5 1/4
字数：90 000

定价：49.00 元

（如有印装质量问题，我社负责调换）

编著者名单

主 编 孙育红 中日友好医院
      钱蒨健 上海交通大学医学院附属瑞金医院
      周 力 北京协和医院

编 委（以姓氏笔画为序）
      丁瑞芳 海军军医大学附属长海医院
      于秀荣 解放军总医院海南分院
      于晓景 《中国护理管理》杂志社
      王 菲 首都医科大学附属北京友谊医院
      王 维 上海交通大学医学院附属瑞金医院
      王 薇 首都医科大学附属北京同仁医院
      王丽波 哈尔滨医科大学附属第二医院
      王秀梅 山西医学科学院山西大医院
      王晓宁 上海交通大学医学院附属瑞金医院
      王雪晖 上海聚力康投资股份有限公司
      文红玲 青海省人民医院
      甘晓琴 陆军军医大学附属大坪医院
      代中军 河北医科大学第二医院
      吕 艳 内蒙古赤峰市医院
      乔 玫 江苏省人民医院
      任永霞 天津市眼科医院
      汤 晋 贵州医科大学附属医院
      许多朵 解放军总医院
      孙梅林 安徽医科大学第一附属医院
      李 莉 中国医科大学附属第一医院

吴秀红　中国医学科学院肿瘤医院

周学颖　吉林大学中日联谊医院

周培萱　福建医科大学附属第二医院

郑　琴　南昌大学第二附属医院

郑丽萍　广西医科大学第一附属医院

赵丽燕　西安交通大学第二附属医院

赵体玉　华中科技大学同济医学院附属同济医院

胡文娟　上海交通大学医学院附属仁济医院

贺吉群　中南大学湘雅医院

贾晔芳　兰州大学第一医院

钱文静　上海交通大学医学院附属瑞金医院

钱维明　浙江大学医学院附属第二医院

曹建萍　南昌大学第一附属医院

龚仁蓉　四川大学华西医院

赖　兰　复旦大学附属华山医院

廖桂凤　昆明医学院第一附属医院

翟永华　山东大学齐鲁医院

序

　　动力系统是外科手术当中的重要工具，主要用于骨骼的钻孔、切割和打磨。动力系统的应用已经涵盖神经外科、骨科、口腔科等多个临床科室，其组件的性能状态和消毒质量不仅决定了手术的成功与否，更会影响到患者术后的护理及恢复。

　　动力系统的临床应用历史可以追溯到1904年，德国蛇牌第一次将马达电机用于神经外科的开颅手术当中，距今已经走过了114年的历史。随着现代外科手术专科化、精细化的发展趋势，动力系统的工具种类显著增多，术中工具的品类也不断更新。然而，这些动力系统工具的使用方法并不规范并且缺乏统一的保养检测标准，增加了手术中的风险和术后并发症的发生。因此，普及动力系统的正确使用和保养规范是一项重要而紧迫的任务。另一方面，护理装备与材料管理的相关行业标准或技术规范还比较少，为了能够更好地响应政府的相关政策要求，积极协助国家主管部门制定护理装备与材料管理行业规范，大力推动手术动力系统管理和使用的规范化、科学化发展，中国医学装备协会护理装备与材料分会手术室专业委员会以高度的社会责任感和职业使命感，围绕我国卫生事业发展和改革大局的需要，认真研究和发掘临床问题、主动搭建专业交流平台，针对目前动力系统缺乏行业标准和规范的问题，精心组织编写了《手术动力系统分类及维护保养指南》一书。主要目的是要规范动力系统工具的维护保养行为，指导护士正确评估、使用、维护手术动力系统。从而减少操作过程中的安全隐患，最大限度地确保手术过程中患者及医护人员的安全，并且有效延长动力系统设备的使用寿命。同时，也为国家行业规范及指南提供基础依据和可靠途径，最终促进我国动力系统设备的规范使用、合理处置等方面的健康发展，更好地保障患者的手术安全。

　　《手术动力系统分类及维护保养指南》的编撰付印，凝结了手术室管理者的心血、激情和智慧，体现了护理专业的显著发展和长足进步。

虽然受经验、学识和时间等主客观因素的影响，本指南会存在不成熟甚至错漏之处。但我们相信，它犹如一个初生的婴儿，在业界同仁的关爱和支持下，随着在日常实践中的不断检验和修正，一定会日臻完善，为更多手术室管理者答疑解惑，为相关手术操作安全保驾护航。

中国医学装备协会护理装备与材料分会

手术装备与材料专业委员会

2018 年 1 月

CONTENTS

目　录

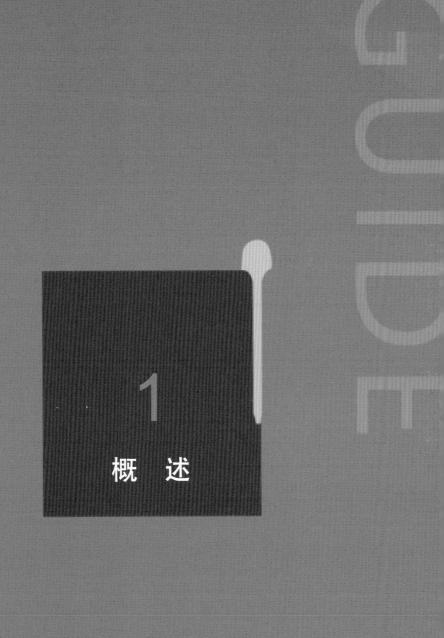

1

概　述

　　动力系统的性能状态和清洗、消毒、灭菌质量直接关系到手术安全。不良的动力系统可能导致患者感染、组织受伤、手术时间延长、手术技术失误等风险。随着医学专科细化和手术种类的日益增多、动力系统的精细化使用、处理知识和技能被广泛需求，预防性维护、小心操作及正确使用是预防动力系统耗损与故障及延长使用年限的最优方案。

　　因此，须精细化地使用、维护和处理动力系统，保证动力系统处于良好的工作状态，以备手术之用。本指南将提供较完善的动力系统的用途、质量标准、维护原则和处理意见。

1.1 目的

　　规范动力系统名称、分类及维护保养行为，指导手术室护士正确评估、使用和维护保养动力系统，减少操作过程中的安全隐患，最大限度地保证使用过程中患者及医护人员的安全，最大限度地延长动力系统的使用寿命。

　　指导动力系统维护人员正确地了解动力系统的用途、功能及结构；正确检测动力系统的功能和清洗、消毒、灭菌质量；正确完成动力系统的预防性保养；针对问题动力系统进行专业处理和维护操作，保障患者的手术安全。

1.2 适用范围

　　本指南中记录了手术室使用动力系统的实际经验。可作为手术室护理人员系统学习的标准化用书，护理管理者、消毒供应中心工作者、护理教育及护理科研人员的参考用书。同时也希望为医院动力系统的采购工作提供指导。需要强调的是，一般情况，也同样需要按照产品生产商的说明书、相关卫生要求和正式的安全技术指南来实施相应的措施。

1.3 医疗产品再处理

　　医疗产品再处理越来越离不开医疗产品法规，许多国家对再处理都进行了统一调节。此外，还需要遵循直接的法律要求，如德国的"Betreiberverordnung"（操作人员条例）就贯彻了医疗器械指令（medical device directive，MDD）。其采用消毒供应中心（central sterile supply department，CSSD）应贯彻的验证措施的形式，规定了详细的指导意见。

在质量管理系统的范围内，能够很好地确保和记录对上述要求的遵循情况。

医疗产品再处理部门已从手术室的小型附属体发展成为独立的消毒供应中心（CSSD）。

- 从不同活动和手术高度冲突的开放区转变为严格划分不同区域的部门；
- 从以手动工作为主的部门转变为自动化仪器和器械准备的部门；
- 从无节制、无控制地重复使用医疗产品（使用后应进行处理）转变到可靠再利用，或者甚至禁止重复使用；
- 从使用化学和生物指示剂转变到灭菌过程的实际验证；
- 从灭菌过程末期的质量检查转变到对灭菌过程每一步骤的监控；
- 从未经培训的人员转变到完全合格人员。

无菌准备部门已经从以灭菌过程为主的部门发展到采用全面"再处理"方法的部门。

然而，尽管发生了上述变化，但这并不意味没有了进一步改善的空间。事实恰恰相反：追踪和质控系统的引入、专业部门（包括医院外部的部门）的集中化管理、实现经济化和生态化的可持续评估要求，都为手术室管理带来了全新的挑战。

消毒供应中心正不断努力以提供专业的服务，目前正在对以往的程序和工作方法进行重新评估。毫无疑问，在消毒供应中心发展成为模范部门的过程中，医疗产品再处理工作组的意义重大。

如今，本指南有助于解决与动力系统相关的各种再处理问题，并将持续发挥作用。其充分地讨论了"清洁"这一消毒过程中的最重要步骤之一。并且在实践中，医疗产品再处理将成为全球灭菌程序标准化的发展路标。

1.4 再处理的基本要求

医疗产品的用户通常期望制造商来选用最优的材料和生产工艺，从而达到最佳的使用效果。然而，如果需要最大化利用产品的价值，必须依赖于手术室团队竭尽全力，即确保正确的再处理和护理。

本手册仅针对可重复性使用，即能够进行再处理的动力系统及相应器械。

医疗产品的再处理基本要求包括：

- 准备（预处理、收集、预清洁并在适当的情况下拆开器械）；

- 清洁、消毒、冲洗和干燥；
- 对材料的清洁度和可用性进行观察；
- 护理和维修；
- 功能测试；
- 标记；
- 包装和灭菌；
- 批准重复使用和储存。

* 所有者和操作者的职责：

评估风险，区分出风险区域，提供书面的标准作业指导，对再处理过程的各个步骤进行明确定义，准备相应的文件资料，补充相应的配置（清洗器 / 消毒器 / 灭菌器等）。

同样重要的是，要遵守厂商使用说明书中的要求，避免由于操作或日常维护和保养不当，而产生昂贵的更换或维修费用，甚至由于对医疗产品的不正确再处理，进而危及患者或操作者的安全。

对于耐热性医疗产品，使用热消毒和蒸汽灭菌对其进行自动再处理应优于其他方法。

专门用于一次性使用的器械和部件，在使用后必须丢弃。

1.5 我国针对医院消毒供应中心的相关要求

中华人民共和国卫生行业标准 WS 310.2—2016（代替 WS 310.2—2009）针对医院消毒供应中心，在清洗消毒及灭菌技术操作规范当中，明确规定了诊疗器械、器具和物品处理的基本要求及操作流程。

1.5.1 基本内容

- 通常情况下应遵循先清洗后消毒的处理程序。被朊病毒、气体坏疽及突发原因不明的传染病病原体污染的诊疗器械、器具和物品应遵循 WS/T 267—2006 的规定进行处理。
- 应根据 WS 310.1—2016 的规定，选择清洗、消毒或灭菌处理方法。
- 清洗、消毒、灭菌效果的监测应符合 WS310.3—2016 的规定。
- 耐湿、耐热的器械、器具和物品，应首选热力消毒或灭菌方法。
- 应遵循标准预防的原则进行清洗、消毒、灭菌，CSSD 人员防护着装要求需要符合相关规定。
- 设备、器械、物品及耗材使用应遵循生产厂家的使用说明或指导手册。
- 外来医疗器械及植入物的处置应符合以下要求：

（1）CSSD 应根据手术通知单接受外来医疗器械及植入物；依据器械供应

商提供的器械清单，双方共同清点核查、确认、签名，记录应保存备查。

（2）应要求器械供应商送达的外来医疗器械、植入物及盛装容器清洁。

（3）应遵循器械供应商提供的外来医疗器械与植入物的清洗、消毒、包装、灭菌方法和参数。急诊手术器械应及时处理。

（4）使用后的外来医疗器械，应由 CSSD 清洗消毒后方可交给器械供应商。

1.5.2 关于诊疗器械、器具和物品处理的操作流程

• 回收

（1）使用者应将重复使用的诊疗器械、器具和物品与一次性使用物品分开放置；重复使用的诊疗器械、器具和物品直接置于封闭的容器中，精密器械应采用保护措施，由 CSSD 集中回收处理；被朊病毒、气性坏疽及突发原因不明的传染病病原体污染的诊疗器械、器具和物品，使用者应双层封闭包装并标明感染性疾病名称，由 CSSD 单独回收处理。

（2）使用者应在使用后及时去除诊疗器械、器具和物品上的明显污物，根据需要做保湿处理。

（3）不应在诊疗场所对污染的诊疗器械、器具和物品进行清点，应采用封闭方式回收，避免反复装卸。

（4）回收工具每次使用后应清洗、消毒，干燥备用。

• 分类

（1）应在 CSSD 的去污区进行诊疗器械、器具和物品的清点、核查。

（2）应根据器械物品材料、精密程度等进行分类处理。

• 清洗

（1）清洗方法包括机械清洗和手工清洗。

（2）机械清洗适用于大部分常规器械的清洗。手工清洗适用于精密、复杂器械的清洗和有机物污染较重器械的初步处理。

（3）清洗步骤包括冲洗、洗涤、漂洗、终末漂洗，清洗操作及注意事项应符合 WS 310.2—2016 的相关规定。

（4）精密器械的清洗应遵循生产厂家提供的使用说明或指导手册。

• 消毒

（1）清洗后的器械、器具和物品应进行消毒处理。方法首选机械湿热消毒，也可采用 75% 乙醇、酸性氧化电位水或其他消毒剂进行消毒。

（2）湿热消毒应采用经纯化的水，电导率 ≤ 15μS/cm（25℃）。

（3）湿热消毒方法的温度、时间同样应符合 WS 310.2—2016 的要求。消毒后直接使用的诊疗器械、器具和物品，湿热消毒温度应 ≥ 90℃，时间 ≥ 5 分钟，或 A_0 值 ≥ 3000；消毒后继续灭菌处理的，其湿热消毒温度应 ≥ 90℃，时

间≥1分钟，或 A_0 值≥600。

（4）使用酸性氧化电位水的应用可参考 CSSD，其他消毒剂的应用应遵循产品说明书。

湿热消毒的温度与时间

湿热消毒方法	温度（℃）	最短消毒时间（min）
消毒后直接使用	93	2.5
	90	5
消毒后继续灭菌处理	90	1
	80	10
	75	30
	70	100

● 干燥

（1）首选干燥设备进行干燥处理。根据器械的材质选择适宜的干燥温度，金属类干燥温度为 70～90℃；塑料类干燥温度为 65～75℃。

（2）不耐热器械、器具和物品可使用消毒的低纤维絮擦布、压力气枪或≥95% 乙醇进行干燥处理。

（3）管腔器械内的残留水迹，可用压力气枪等进行干燥处理。

（4）不应使用自然干燥方法进行干燥。

● 器械检查与保养

（1）应采用目测或使用带光源放大镜对干燥后的每件诊疗器械、器具和物品进行检查。器械表面及其关节、齿牙处应光洁，无血渍、污渍、水垢等残留物质和锈斑；功能完好，无损毁。

（2）清洗质量不合格的，应重新处理；器械功能损毁或锈蚀严重，应及时维修或报废。

（3）带电源器械应进行绝缘性等安全性检查。

（4）应使用医用润滑剂进行器械保养。不应使用液状石蜡等非水溶性的产品作为润滑剂。

● 包装

（1）包装应符合 GB/T 19633—2015 的要求。

（2）包装包括装配、包装、封包、注明标识等步骤。器械与敷料应分室包装。

（3）包装前应依据器械装配的技术规程或图示，核对器械的种类、规格和数量。

（4）手术器械应摆放在篮筐或有孔的托盘中进行配套包装。

（5）手术所用盘、盆、碗等器皿，宜与手术器械分开包装。

（6）剪刀或血管钳等轴节类器械不应完全锁扣。有盖的器皿应开盖，摞放的器皿间应用吸湿布、纱布或医用吸水纸隔开，包内容器开口朝向一致；管腔类物品应盘绕放置，保持管腔通畅；精细器械、锐器等应采取保护措施。

（7）压力蒸汽灭菌包重量要求：器械包重量不宜超过 7kg，敷料包重量不宜超过 5kg。

（8）压力蒸汽灭菌包体积要求：下排气压力蒸汽灭菌器不宜超过 30cm×30cm×25cm；预真空压力蒸汽灭菌器不宜超过 30cm×30cm×50cm。

- 包装要求

（1）手术器械若采用闭合式包装方法，应由两层包装材料分两次包装。

（2）密封式包装方法应采用纸袋、纸塑料等材料。

（3）硬质容器的使用与操作，应遵循生产厂家的使用说明书或指导手册。每次使用后应清洗、消毒和干燥。

（4）普通棉布包装材料应一用一清洗，无污渍，灯光检查无破损。

- 封包

（1）包外应设有灭菌化学指示物。高度危险性物品灭菌包内还应放置包内化学指示物；如果透过包装材料可直接观察包内灭菌化学指示物的颜色变化，则不必放置包外灭菌化学指示物。

（2）闭合式包装应使用专用胶带，胶带长度应与灭菌包体积、重量相适应，松紧适度。封包应紧密，保持闭合完好性。

（3）纸塑袋、纸袋等密封包装其密封宽度应 ≥ 6mm，包内器械距包装袋封口处应 ≥ 2.5cm。

（4）医用热封机在每日使用前应检查参数的准确性和闭合完好性。

（5）硬质容器应设置安全闭锁装置，无菌屏障完整破坏后应可识别。

（6）灭菌物品包装的标识应注明物品名称、包装者等内容。灭菌前注明灭菌器编号、灭菌批次、灭菌日期和失效日期等相关信息。标识应具有可追溯性。

- 灭菌

（1）压力蒸汽灭菌

①耐湿、耐热的器械、器具和物品应首选压力蒸汽灭菌。

②应根据待灭菌物品选择适宜的压力蒸汽灭菌器和灭菌程序。常规灭菌周期包括预排气、灭菌、后排气和干燥等过程。快速压力蒸汽灭菌程序不应作为物品的常规灭菌程序，应在紧急情况下使用，使用方法应遵循 WS/T 367—2012 的要求。

③灭菌操作方法应遵循生产厂家的使用说明或指导手册。

④压力蒸汽灭菌器蒸汽和水的质量需参考 WS310.1—2016 的具体要求。

⑤硬质容器和超大超重包装，应遵循厂家提供的灭菌参数。

⑥压力蒸汽灭菌器操作程序包括灭菌前准备、灭菌物品装载、灭菌操作、无菌物品卸载和灭菌效果的检测等步骤。

压力蒸汽灭菌器灭菌参数

设备类型	物品类型	灭菌设定温度（℃）	最短灭菌时间（min）	压力参考范围（kPa）
下排气式	敷料	121	30	102.8～122.9
	器械		20	
预真空式	器械、敷料	132	4	184.4～210.7
		134		201.7～229.3

（2）干热灭菌：适用于耐热、不耐湿，蒸汽或气体不能穿透物品的灭菌，如玻璃、油脂、粉剂等物品的灭菌。灭菌程序、参数及注意事项应符合 WS/T 367—2012 的规定，并应遵循生产厂家使用说明书。

（3）低温灭菌：常用低温灭菌方法主要包括环氧乙烷灭菌、过氧化氢低温等离子体灭菌和低温甲醛蒸汽灭菌。适用于不耐热、不耐湿的诊疗器械、器具和物品的灭菌。

• 储存

（1）灭菌后物品应分类、分架存放在无菌物品存放区。一次性使用无菌物品应去除外包装后，进入无菌物品存放区。

（2）物品存放架或柜应距地面高度 ≥ 20cm，距离墙 ≥ 5cm，距天花板 ≥ 50cm。

（3）物品放置应固定位置；设置标识；接触无菌物品前应洗手或消毒。

（4）消毒后直接使用的物品应干燥、包装后专架存放。

（5）使用普通棉布材料包装的无菌物品有效期：冬季 14 天，夏季 7 天。

（6）无菌物品存放区环境的温度、湿度达到 WS310.1—2016 的规定时，使用普通棉布材质包装的无菌物品有效期宜为 14 天。

（7）未达到环境标准时，使用普通棉布材料包装的无菌物品有效期不应超过 4 天。

（8）医用一次性纸袋包装的无菌物品，有效期宜为 30 天；使用一次性医用皱纹纸、医用无纺布包装的无菌物品，有效期宜为 180 天；使用一次性纸塑袋包装的无菌物品，有效期宜为 180 天；硬质容器包装的无菌物品，有效期宜为 180 天。

• 无菌物品发放

（1）无菌物品发放时，应遵循先进先出的原则。

（2）发放时应确认无菌物品的有效性和包装完好性。紧急情况灭菌时，使用含第 5 类化学指示物的生物 PCD 进行检测，化学指示物合格可提前放行，生物检测的结果应及时通报使用部门。

（3）应记录无菌物品发放日期、名称、数量、物品领用科室、灭菌日期等。

（4）运送无菌物品的器具使用后应清洁处理，干燥存放。

2

动力系统介绍

2.1 动力系统的科室分类及应用领域

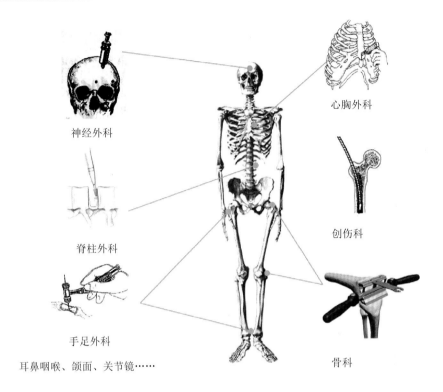

神经外科

心胸外科

脊柱外科

创伤科

手足外科

骨科

耳鼻咽喉、颌面、关节镜……

2.1.1 骨科

• 人工髋关节置换术

（1）股骨切除术

所需工具：摆动锯片（长度 60 ~ 70mm）

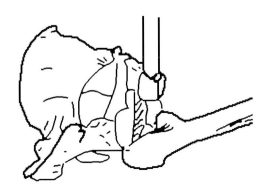

（2）脱臼扩孔手术及髓内扩孔

所需工具：关节窝或可移动的髓内扩孔器——磨钻

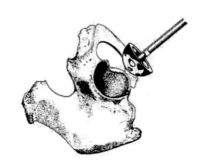

• 人工膝关节置换术

（1）固定切割温度和胫骨干钻孔

所需工具：摆动锯片（长度90mm）或用于为膝关节植入物塑形的往复锯片

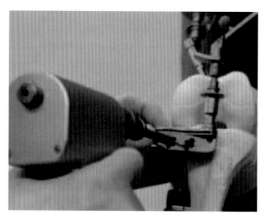

（2）胫骨切除、股骨和膝盖骨切除

所需工具：摆动锯片或往复锯片

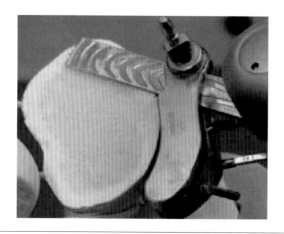

（3）矫正切骨术

所需工具：摆动锯片或往复锯片

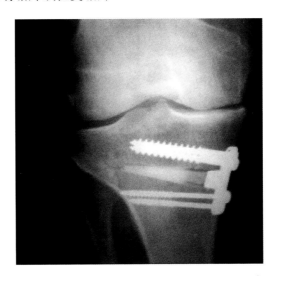

2.1.2 创伤科

• 骨接合术

（1）骨接合螺钉的术前打孔

所需工具：小型接头及磨钻片——预打孔

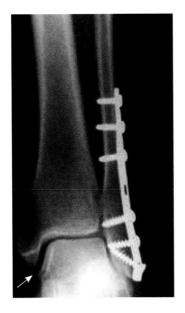

（2）K-wire 关节术

所需工具：通过 K-wire 接头进行磨钻

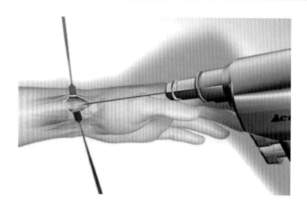

•髓内钉手术

（1）髓内扩孔

所需工具：可调节扩孔器——髓内扩孔

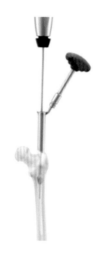

（2）髓内扩孔

所需工具：在 X 光投射线导航下的磨钻

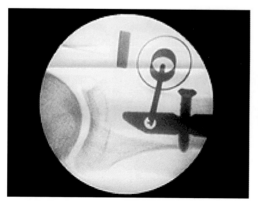
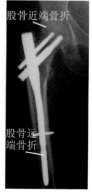

股骨近端骨折

股骨远端骨折

总结：骨科及创伤科手术所匹配的工具——电池动力系统

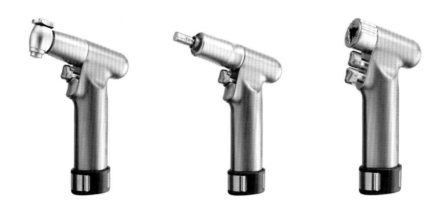

2.1.3 胸外科

● 胸骨切开术和切口修正

所需工具：带有防护踏板的往复锯片；带有特殊锯片的摆动锯及带有防护踏板的往复锯片

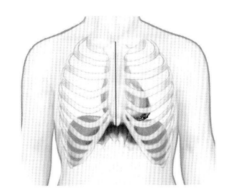

总结：胸外科手术所匹配的工具——电池动力系统

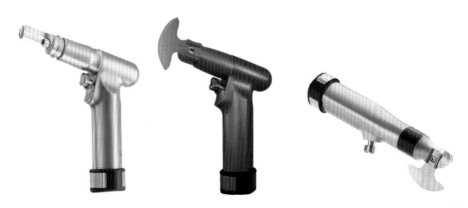

2.1.4 整形外科

- 进行皮肤移植时的切割

所需工具：取皮机或取皮刀

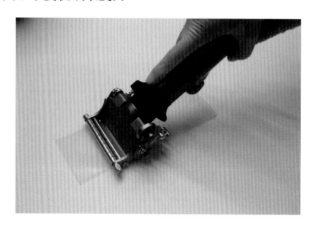

- 进行皮肤移植时的扩片

所需工具：取皮成网器

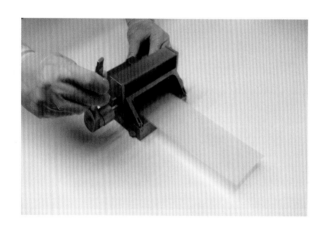

总结：整形外科手术中皮肤移植所匹配的工具——电池动力系统

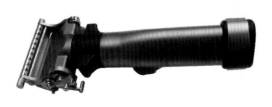
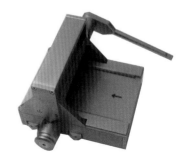

2.1.5 神经外科

- 颅骨钻孔

所需工具：高速开颅钻头

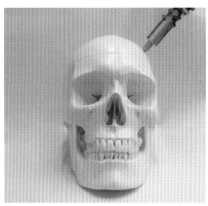

- 开颅术

所需工具：开颅铣刀手柄和高速铣刀

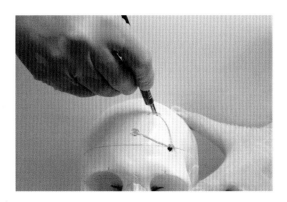

- 眼眶下入路

所需工具：微型矢状锯片 / 往复锯片

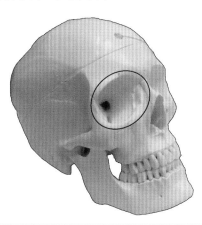

• 颅底手术、垂体手术、听神经瘤手术
所需工具：高速磨钻手柄

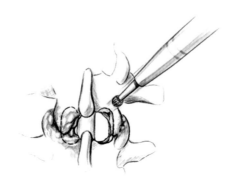

2.1.6 脊柱外科

• 自体骨移植的切割和准备
所需工具：微型锯片和高速磨钻手柄

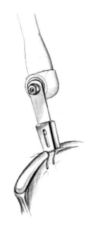 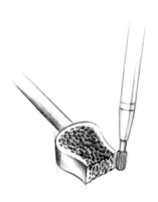

• 脊柱减压术和入路准备
— 椎板成形术和椎板切开术
— 椎骨关节面切除术
— 椎间孔切开术
所需工具：高速磨钻手柄

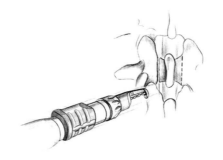

- 骨接合术螺钉的预打孔
  所需工具：低速磨钻手柄或小尺寸钻头

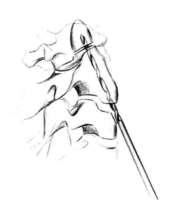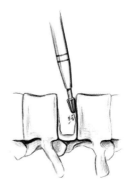

- 脊柱植入手术的预处理
  所需工具：高速磨钻手柄及马达

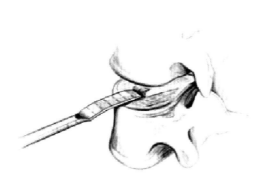

总结：脊柱外科手术中所匹配的动力系统——电动／气动高速动力系统

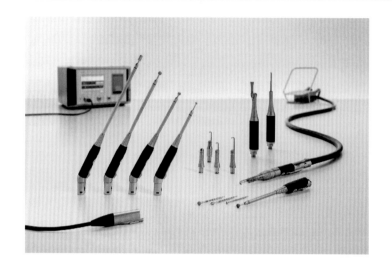

2.2 动力系统的演变

2.2.1 手工与机械

19 世纪初，动力系统开始被应用于临床外科手术。原型是非常简易的电缆系统，该系统并没有匹配的卫生或安全的实验设计。然而在后来的 100 多年中，手术动力产品发生了巨大的改变。

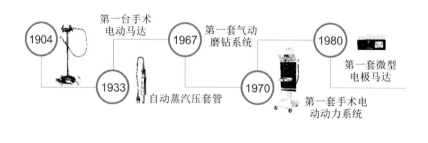

2.2.2 微电缆与宏电缆

尽管第一台动力系统是可灵活应用的电缆系统，并在长达 60 年的时间里被应用于多个外科手术领域。然而，微电缆和宏电缆的组合成为了接下来 10 年的主流，这是跨时代的进步，尤其是对于神经外科医生，它可以服务于整个神经外科手术的全过程。

宏电缆的大功率适用于开颅，而灵活且轻便的微电缆则适用于精细的打磨和切割。

2.2.3 电子加速技术

约 10 年后，动力系统引入了电子回旋加速技术。轻巧的电机和电缆，使得许多外科医生都偏向于使用这套系统来处理精密的耳鼻喉科和口腔颌面外科的手术。

但由于缺乏具有续航能力的电源系统，因此在之后的 20 年中，该技术被神经外科医生使用得越来越少，但手持动力系统依然被应用于一些特定的外科手术。

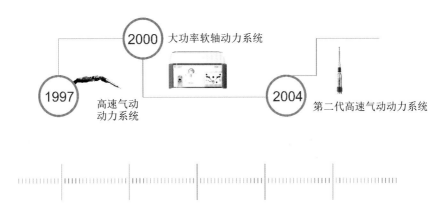

2.2.4 电池动力

20 世纪 90 年代，尽管许多经验丰富的外科医生认为电池动力并非主流动力系统，无法满足手术量较多的科室，但电池动力依然广泛应用于整形外科。如今，电池动力已经成为世界各地的骨科和创伤科的标准常用设备。

2.2.5 以压缩气体驱动的手术动力系统

20 世纪 90 年代末，气动高速电机系统开始被应用在外科手术中。气动动力系统通常采用纯度为 99.999% 的压缩氮气来驱动。现今，在 8Bar 大气压的状态下，气动动力系统转速最高可达到 100 000r/min，常用于神经外科的开颅手术及脊柱外科手术当中。

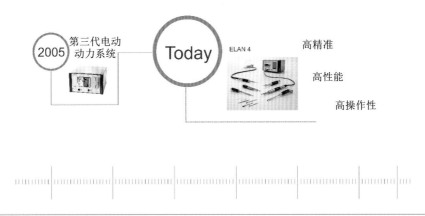

2.2.6 回归交流电动力时代

2000 年，第一台电动高速电机诞生。随着这一跨时代技术的降临，许多外科医生开始习惯于重新回归到使用交流电动力系统。

正如在动力系统的历史演进中所看到的，外科动力技术不断革新：从电动到气动，从气动向电动系统的回归，再到如今以超声震荡为动力的手术动力系统（超声骨刀）等。

如今，动力系统也在被不断应用于外科领域的各种高难度手术当中，越来越轻便小巧的设计也成为了外科医生最得力的助手之一。

传统手术动力系统工具，如手动动力系统，器械粗重、低效、安全性差、患者创伤大并且伤口恢复缓慢。

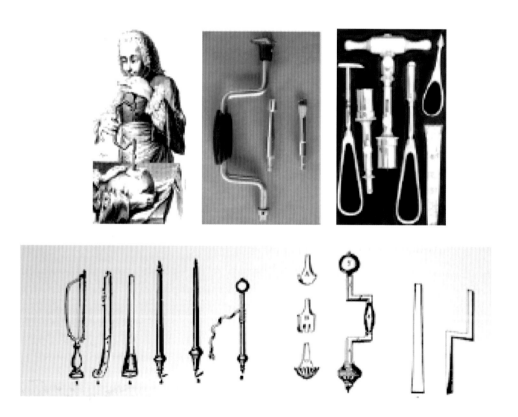

随着科技的逐步发展，并历经了多次革新，手术动力技术更加多元化，越发满足现代外科手术的终极需求：精准、高效、微创。

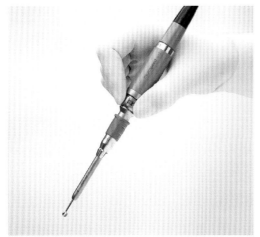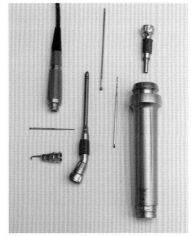

　　而动力系统相关的系统组件，我们也会在下一部分着重展开。

2.3 动力系统的组件

2.3.1 非消毒组件

● 脚踏开关

　　用于操控马达的运转，通过控制踩踏的轻重来控制转速。目前市售的动力系统会通过一些安全性设计来避免由于误踩脚踏开关所导致的动力系统意外运转的情况发生。

　　尽管属于非消毒组件，我们同样建议每月用常规清洗液对脚踏进行基本的清洗。

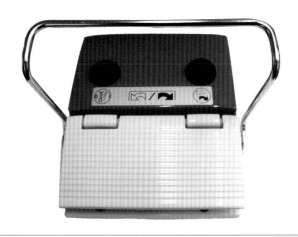

• 电池

电池是电池动力系统当中的重要组件；由于无法对电池直接进行清洗和消毒，手术室使用时，需要采用专门的消毒灭菌组件来装载电池。

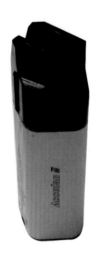

• 主机

主机是动力系统的"动力源"，目的在于控制马达的转速。例如，高速动力系统可以通过主机来设置马达的最高转速，进而匹配不同脑外科手术的钻、铣、磨的应用需求。

在早先的动力系统设计中，动力马达集成在主机中，并且需要较高的机械功率及粗重的传动软轴传导动力，对于临床开颅医生的操作要求较高。但随着技术的发展，目前绝大多数的动力系统都将马达设计在电缆线的末端，这样也使临床操作变得更加轻便。

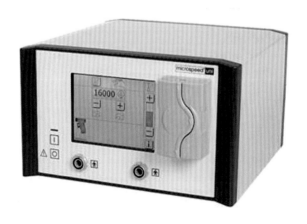

2.3.2 需灭菌组件

• 马达

马达的主要作用是驱动前端的功能部件，如开颅钻头、铣刀和磨头等。但由于不同耗材工具的临床应用不同，因此所匹配的动力参数——转速、功率、扭矩要求也不同，因此不同的马达在外观上存在着较大差异。

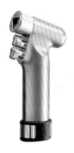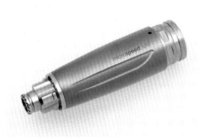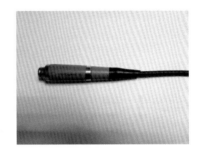

• 马达电缆

马达电缆的作用是连接前端马达或手柄。在日常的使用维护和保养中，通常可以将马达导线与组件存放在一起进行消毒和灭菌。

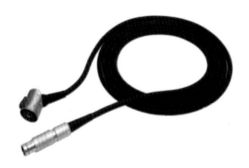

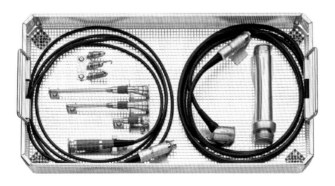

• 手柄

手柄的作用是固定和驱动前端的耗材，如开颅钻头、铣刀和磨头等，通过内部的传动轴承来驱动组件的运转。

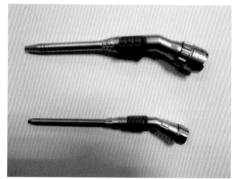

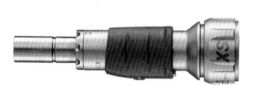

• 耗材工具——磨头、铣刀、开颅钻

耗材工具通常会被设计成一次性或可重复性使用两种类型。可重复使用的耗材工具在消毒灭菌后可继续使用。

本指南也建议在使用时应当参考厂商的推荐，对此类专用耗材工具及时进行更换。过度使用可能会导致"手柄"轴承超载，进而使设备损坏率提高。

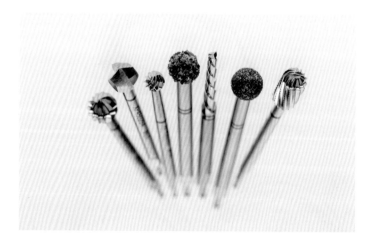

• 机械清洗载物篮

载物篮的主要作用是帮助手术室对各部件进行机械清洗和消毒，其中包含载物托盘和部件固定架。许多动力系统的供应商会提供与其动力系统相匹配的清洗载物篮，实验室也可以根据各自的特定需求进行选择。

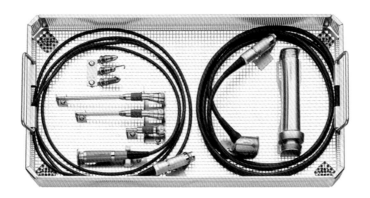

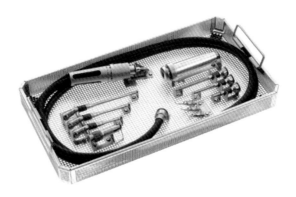

2.4 动力系统原理及分类

2.4.1 动力系统中的机械原理

- 电动动力常用术语

速度（n）—[r/min]，每分钟旋转次数

扭矩（M）—[N·m]；1N·m= 100N·cm

功率（P）—[W]

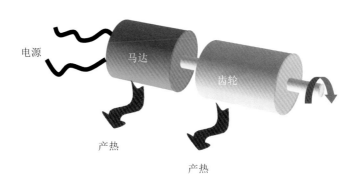

- 常规参数

电子功率：150W　　　利用率：90%　　　功率损耗：15W

- 动力源

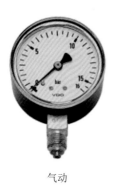　　　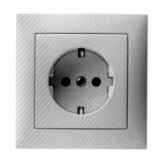　　　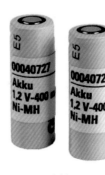

气动　　　　　　　　　　电动　　　　　　　　　　电池

2.4.2 按工作原理分类

- 低速动力系统和高速动力系统

目前市售的动力产品根据运转速度可分为低速和高速动力系统。

高速的定义：马达 70 000 ~ 100 000r/min。主要指高速磨钻，适用于快速地对骨组织进行打磨、抛光或切除，扭矩较低。

而骨组织的大量切割，需要高扭矩的动力系统——传统磨钻、开颅钻头和锯片，均属于低速范围。

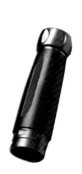　　　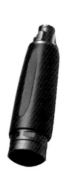　　　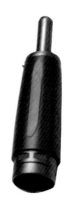

- 气动、电动和电池动力系统

按照动力源的不同，可将动力产品分为气动、电动和电池动力系统。

这里的动力源是指驱动马达的动力。气动和电动动力系统在马达工作原理上存在不同，但位于前端的手柄和耗材区别较小。

气动马达是在马达内部组装涡轮叶轮，依靠高压气体来带动，驱动叶轮组合运转并且带动前端耗材工具的高速旋转。基于该原理，气动动力系统的马达几乎不会发烫，并且转速最高可达 100 000r/min。但该系统的气体损耗快，后期使用成本高。

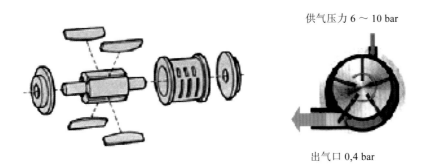

供气压力 6 ～ 10 bar

出气口 0,4 bar

气动动力系统一般由马达、手柄、磨头 / 锯片、气管、手控 / 脚控开关、供气源（钢瓶 / 中央供气，气体为压缩空气或氮气）等组成，没有主机。

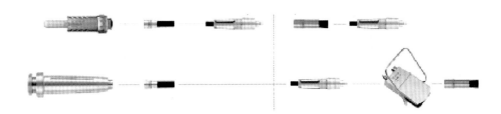

电动动力系统依靠主机控制，由马达线圈的电流强弱变化引起的磁场变化而带动转子运转。功率输出相对稳定。

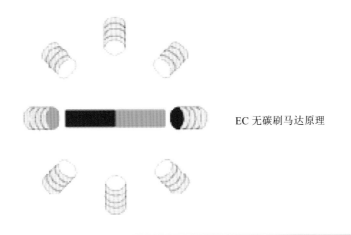

EC 无碳刷马达原理

电动动力系统一般由马达、手柄、磨头 / 锯片、马达连线、手控 / 脚控开关、控制主机等组成。

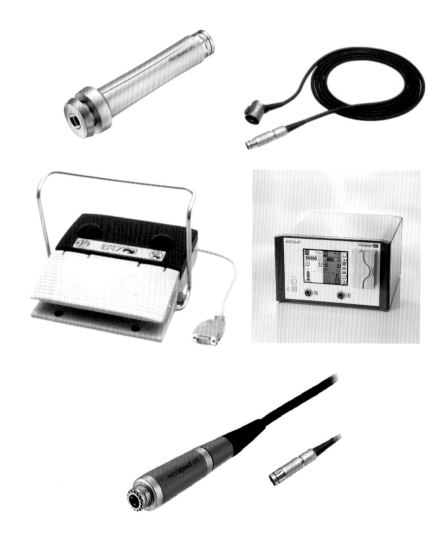

• 电池驱动马达——可重复充电电池

电池类型：镍金属混合电池（NiMH）

电量：1.0 ~ 2.0A•h

电压：9.6V

技术规格：由于其自动放电性能，镍金属混合电池内芯应始终储存在充电器内部。该技术已经过成熟的认证。

• 气动和电动动力系统的特点比较

功率 / 切割效率

转速 / 扭力
操作手感
发热 / 冷却
调试，启动 / 减速
噪声等级
使用成本

	⌐气动动力系统	◀▶电动动力系统
可靠性	☺	☺
经济性	😐	☺
发热量	☺	😐
操作感	😐	☺
噪声等级	☹	☺
重量	☺	☺
成本	😐	☺
冲洗	☹	☺

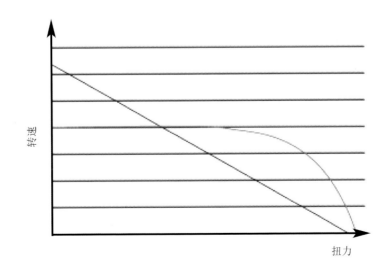

● 专用于口腔及颌面外科的动力系统

低速马达：迷你马达和显微马达。

迷你马达的输出功率通常为100W，马达的转速区间为1000 ～ 16 000r。其主要适用于临床小体骨科手术，在手足外科和颌面整形外科应用较为广泛。

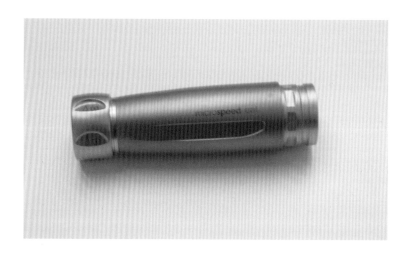

显微马达的输出功率通常为150W，马达的转速区间在1000 ～ 30 000r。其主要适用于临床显微小体骨科的显微外科手术。

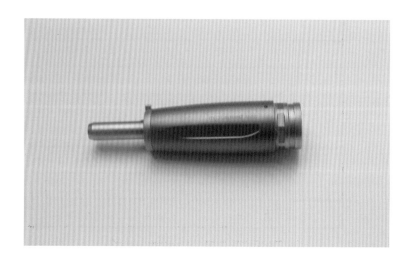

锯片：

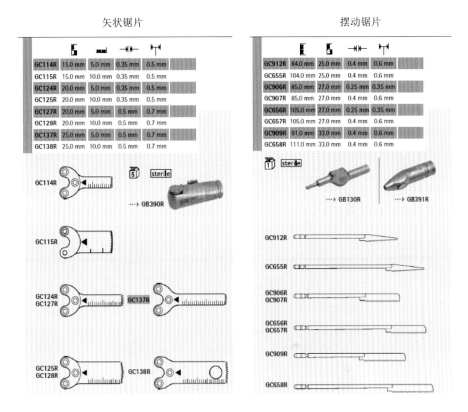

矢状锯片			
GC114R	15.0 mm	5.0 mm	0.35 mm	0.5 mm
GC115R	15.0 mm	10.0 mm	0.35 mm	0.5 mm
GC124R	20.0 mm	5.0 mm	0.35 mm	0.5 mm
GC125R	20.0 mm	10.0 mm	0.35 mm	0.5 mm
GC127R	20.0 mm	5.0 mm	0.5 mm	0.7 mm
GC128R	20.0 mm	10.0 mm	0.5 mm	0.7 mm
GC137R	25.0 mm	5.0 mm	0.5 mm	0.7 mm
GC138R	25.0 mm	10.0 mm	0.5 mm	0.7 mm

摆动锯片			
GC912R	84.0 mm	25.0 mm	0.4 mm	0.6 mm
GC655R	104.0 mm	25.0 mm	0.4 mm	0.6 mm
GC906R	85.0 mm	27.0 mm	0.25 mm	0.35 mm
GC907R	85.0 mm	27.0 mm	0.4 mm	0.6 mm
GC656R	105.0 mm	27.0 mm	0.25 mm	0.35 mm
GC657R	105.0 mm	27.0 mm	0.4 mm	0.6 mm
GC909R	91.0 mm	33.0 mm	0.4 mm	0.6 mm
GC658R	111.0 mm	33.0 mm	0.4 mm	0.6 mm

通过不同尺寸的摆动锯和矢状锯的精确切割，从而实现针对口腔颌面外科手术中不同硬度和大小骨质的切割。

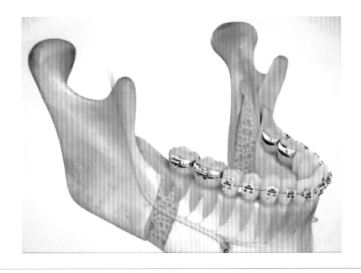

2.4.3 动力系统的科室分类

按照使用科室,如神经外科、耳鼻咽喉科、口腔颌面、脊柱外科和骨科等,分别用到了不同配置的钻和锯。

整个动力系统可以分成神经外动力产品和电池动力产品,不同的产品以支持不同的术式,满足术中各类需求。

(1)神经和脊柱外科动力系统

开颅手术:钻、铣、磨

经鼻蝶颅底手术:打磨

锁孔入路:钻和磨

标准的开颅手术,都需要经过钻、铣、磨三个步骤。

钻:即使用组装好的开颅钻在颅骨上钻孔,这是打开颅骨的第一步。一般是三四个孔,为铣刀使用做准备。

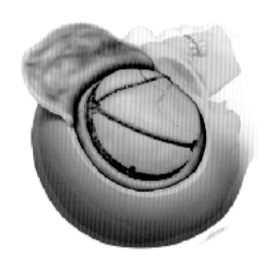

铣:将组装好的铣刀放入颅骨孔内,沿两颅骨孔连线逐步将颅骨铣开,几个颅骨孔连线均铣开后,达到可将颅骨取下的目的。

磨:在颅骨打开前后,对于颅骨骨赘等组织进行打磨,以确保下一步手术的安全进行。

①钻

开颅钻组件:开颅钻马达;自停开颅钻钻头基座;可更换自停开颅钻钻头。

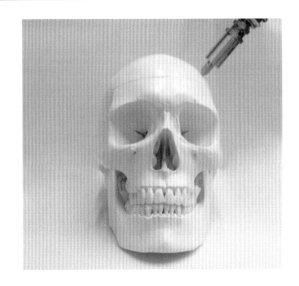

• 开颅钻马达：提供手术所需的动力，高扭矩、低转速。

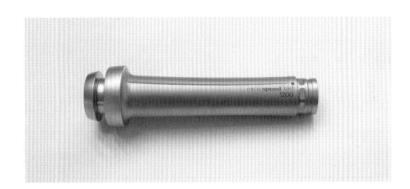

• 自停开颅钻钻头基座：用于衔接开颅钻头及开颅钻马达，提供动力传输。

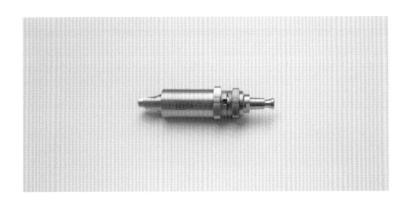

● 重复使用型自停开颅钻钻头：自停保护功能可确保钻头打穿颅骨后不伤及硬脑膜，确保手术安全进行。

根据刀头直径可以分为儿童型（内外径：6/9mm）、标准型（内外径：9/12mm）和加粗型（内外径：12/15mm），建议使用 30 个孔后更换。

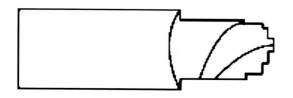

②铣

铣颅骨组件：高速马达、铣刀手柄、铣刀保护鞘和铣刀片。

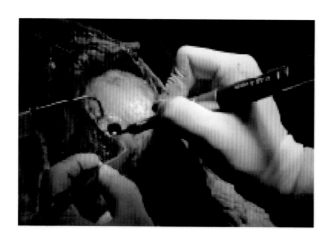

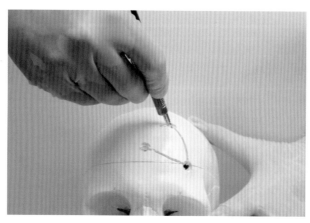

• 高速马达：提供手术所需动力，高转速，快速将颅骨铣开。

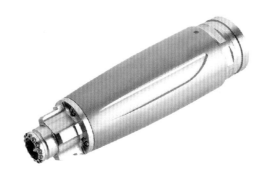

• 铣刀手柄：连接在高速马达上，并用于固定铣刀片，起到传动和稳固的作用。有些品牌的铣刀手柄根据手术需要，在前端安装了不同的耗材和保护鞘，组成磨钻或硬脑膜悬吊钻。

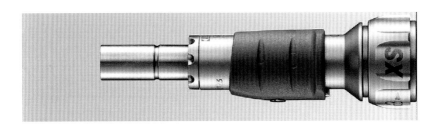

铣刀手柄可以组合成磨钻，用于开颅前颅骨的简单打磨处理。

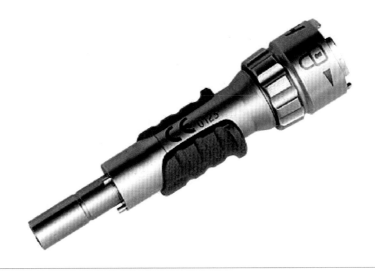

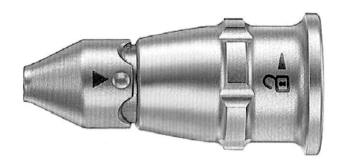

　　铣刀手柄组合成硬脑膜悬吊钻，用于开颅后固定硬脑膜，在颅骨钻孔。根据需要，前端可调范围为 2 ～ 8mm。

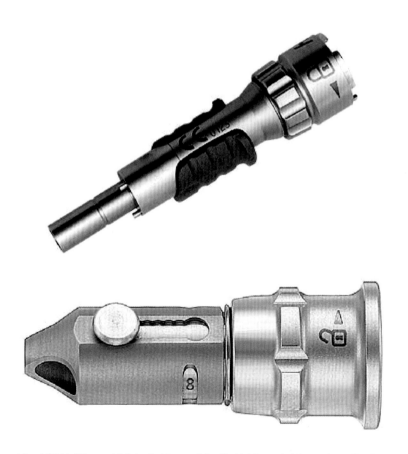

　　• 铣刀保护鞘：可固定在铣刀手柄的前端，在铣刀片工作过程中可以保护硬脑膜不受到损伤。根据前端导向钩方向是否可调节分为固定和可调方向两类。

　　固定方向：导向钩方向不可变，导向钩长度分幼儿、标准和加长型 3 种。

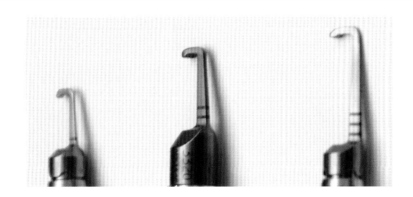

　　方向可调：在术中，医生可任意调整导向钩方向，以适应切铣角度变化。
导向钩长度也分幼儿、标准和加长型 3 种。

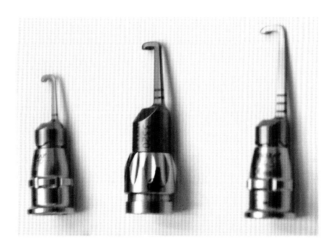

　　• 铣刀片：安装在铣刀手柄上，工作时高速运转，按预定方向将颅骨铣开。
分螺纹型和三棱型两类。

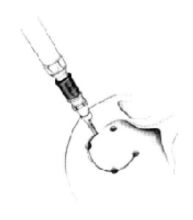

　　螺纹型：提供更强韧的切割力量，骨缝小，更耐用，建议使用 3 ～ 5 台手术后即更换。根据长度分幼儿、标准和加长型 3 种。

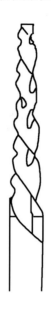

　　三棱型：适合一次性使用型。根据长度分幼儿、标准和加长型 3 种。

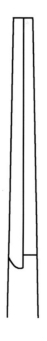

③磨：主要是骨质的磨除。磨钻分为磨钻手柄和磨头。

• 磨钻手柄：一端固定于马达上，一端连接磨头，起到传动和稳固耗材的作用。

根据手术体位不同，可选择直型和角度型手柄；

根据手术部位深度不同，可选择不同长度的手柄；

根据具体手术需要，可选择不同直径和形状的耗材。

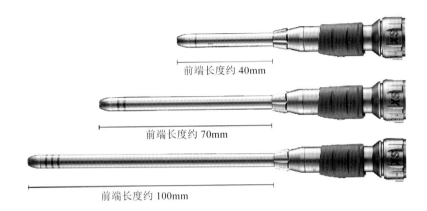

前端长度约 40mm

前端长度约 70mm

前端长度约 100mm

成角手柄：适用于多器械操作或视野相对较小的手术，以减少对视野的影响。

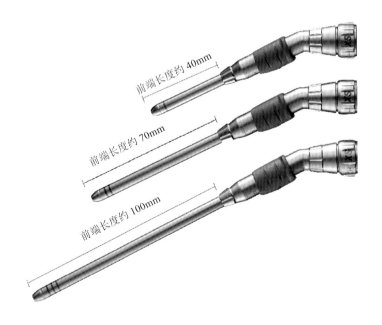

前端长度约 40mm

前端长度约 70mm

前端长度约 100mm

加长型手柄：适用于视野较小、病灶较深处的手术操作，如经鼻颅底手术。

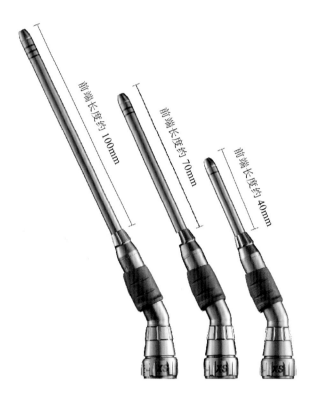

前端长度约 100mm

前端长度约 70mm

前端长度约 40mm

- 磨头

常用磨头包括西瓜磨头、金刚砂磨头、切割刀等多种。

西瓜磨头：最通用的钻头（与金刚砂磨头配合使用），能迅速地切割掉骨质。产热量比金刚砂磨头少。避免垂直打磨，否则磨头会发生较大的跳动。不推荐用西瓜磨头穿孔开颅。

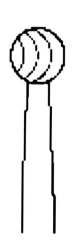

西瓜磨头直径：1 ～ 8mm

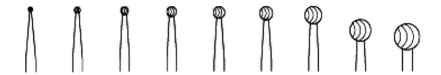

双刃切割刀：使用范围同西瓜磨头，打磨效果更加光滑，通常提供 5mm 或 6mm 直径的切割刀。

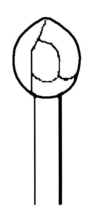

金刚砂磨头：用于精细打磨，可防止组织在磨头上缠绕。但长时间打磨时须不断冲水冷却，否则骨质会粘在磨头上。

粗糙型 / 特粗糙型金刚砂磨头结合了西瓜磨头与金刚砂磨头的特点，既可快速剔除骨质，又不易损伤软组织。

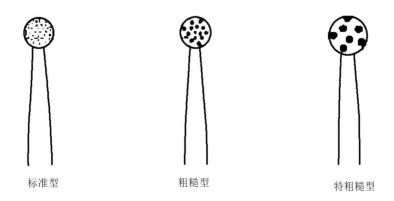

标准型　　　　　　　粗糙型　　　　　　　特粗糙型

金刚砂磨头直径：1～6mm

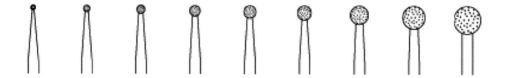

（2）骨科——电池动力系统

①电池钻：用于外科手术钻孔、螺纹钻头及连接克氏针等。

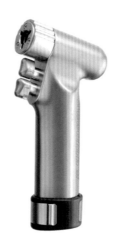

　　常规电池钻能够匹配不同的附件接头，连接各种相关的刀具、钻头等工具，以满足不同手术中的操作需求。

- 带快速夹头适配器的钻头接口
- 带 Jacobs 卡盘的钻头接口
- 带快速夹头适配器的扩孔器接口
- 克氏针接口
- 常用钻头接口

万能螺纹钻转接口

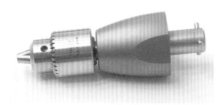

万能转接口 0～6.5mm

克氏针转接口

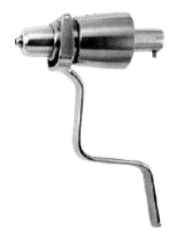

克氏针转接口 0.6 ～ 4.0mm

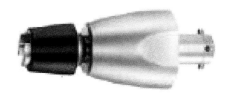

Zimmer/Hudson 转接头

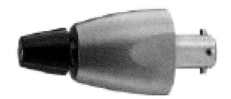

小 AO（AO small）转接头

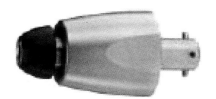

Aesculap Hex 转接头

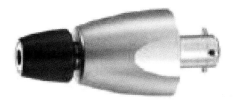

Trinkle 转接头

髋臼扩充接口

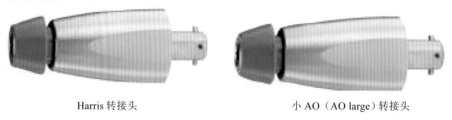

Harris 转接头　　　　　　　　　　小 AO（AO large）转接头

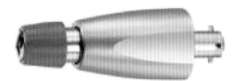

Zimmer/Hudson 转接头

②摆动锯及相关耗材：除了骨科以外，还用于创伤手术和心胸手术中进行术中骨骼、软骨的切割。

摆动锯配合不同规格的锯片以满足不同手术中骨骼和软骨的操作处理。常用于骨科手术和胸外科二次开胸的操作。

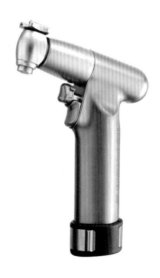

3

动力系统维护
及保养常见问题

动力系统在使用一段时间后，其表层由于化学、物理等影响而发生变化。这些表面变化可能源自于动力系统的使用过程，也可能是在清洗消毒和灭菌处理过程中所导致的。动力系统常见的表面变化通常有：有机残留物、化学残留、水渍沉积、硅酸盐变色、不锈钢氧化变色、钛合金氧化变色和镀铬层脱落等。

- 有机残留物

动力系统表面的有机残留物通常来自于临床手术后的残留物，如血液和体液干涸后的残留物，人体组织蛋白残留物和生物药品残留物等。

通常在有机物残留中容易隐藏细菌、病毒和细菌芽孢等微生物，以及易导致腐蚀的卤化物。如若动力系统没有得到彻底的清洗和灭菌，则容易引起卫生学风险和动力系统表面的腐蚀。

- 化学残留

在清洗、消毒动力系统过程中，因为对所使用的化学试剂（清洗剂和润滑剂）漂洗不彻底或剂量超范围使用，而造成动力系统表面出现各色斑点状或片状的基层／变色层。这些残留在通过灭菌后可能会更加清晰明显。

化学残留会影响动力系统的外观，也可能存有导致腐蚀的碱性残留物或表面活化剂，并在手术过程中因生物相容性问题给患者带来风险。

- 水渍沉积

手术室或消毒供应中心在清洗消毒动力系统过程中，所使用的水中钙、镁离子含量过高时，会在动力工具表面出现乳白色到浅灰色的斑点状、片状或龟鳞状的沉积物。

动力系统表面的水渍沉积物影响外观，但通常不会影响本身的性能和使用，也不会造成腐蚀。水渍沉积物可以使用不掉毛的纱布擦拭清除。为避免水渍的产生，建议在清洗过程中用软水或纯水。

- 硅酸盐变色

动力系统表面出现黄色或黄褐色，形状为斑点状、片状或水滴状的变色层，通常是典型的硅酸盐变色。硅酸盐变色一般是由于清洗、消毒水中的硅酸盐含量过高，或水处理设备（离子交换器）发生了硅酸盐渗透，或使用了含硅酸盐的清洗剂且漂洗不彻底，导致表面最后留有硅酸盐残留所造成的。

硅酸盐变色会影响外观，加大目视检查时的难度，但通常不会影响本身的性能和使用，也不会造成腐蚀。硅酸盐所引起的变色一旦发生就很难用擦拭或普通清洗剂去除。因此，平时应以预防为主，并确保在清洗过程中使用无硅酸盐的软水或纯水。

- 不锈钢氧化变色

动力系统的材料中如果含有高碳的铬钢（不锈钢的一种）成分，则该动力系统会因清洗、消毒过程中使用的中和剂/除锈剂漂洗不彻底或剂量超范围使用，而造成表面形成闪亮的灰黑色或黑色的氧化铬变色层。且实践证明，如果铬钢材料中碳的含量越高，则颜色变为灰黑色的速度就越快。

不锈钢的氧化变色会影响器械的外观，并加大目视检查时的难度，但通常不会影响本身的性能和使用，反而会增强抗腐蚀性。不锈钢氧化变色一旦发生就很难用擦拭或普通清洗剂去除。

- 钛合金氧化变色

钛合金的动力系统会因为湿热或清洗剂的残留而形成各种颜色的斑点状、片状的氧化变色层。实践证明，钛合金动力系统的表面变色几乎无法避免，因为这种材料在清洗和消毒过程中会受到温度、清洗消毒剂、湿度等周围环境条件的影响，表层或多或少总会发生一些反应。

钛合金氧化变色会影响外观，且难以与污染部分相鉴别，加大目视检查时的难度，但不会影响本身的性能和使用，通常不需要进行任何的处理。

- 镀铬层脱落

使用镀铬工艺生产的动力系统在长时间使用后，镀铬层会受到清洗消毒剂、高温蒸汽、超声清洗等周围环境条件的影响而脱落，在动力系统表面形成棕色或黑色氧化层。

镀铬层脱落后会影响外观，且难以与污染的部分相鉴别，加大目视检查时的难度。如镀铬层脱落发生在术中，则对术者也会造成潜在的生物相容性风险。

动力系统及动力器械一旦发生镀铬层脱落，建议立即更换。

4

动力系统再处理

4.1 材料与设计

4.1.1 外科电机系统外壳材料的选择

铝曾经是一种很流行的材料，其重量轻、强度好、应力值和可加工性高。然而，使用铝制造出的铝套管材料在遇到现在的碱性清洗剂时产生了相当大的问题。即使在铝表面采用阳极氧化层，在使用碱性清洗剂处理周期后依然会出现明显的腐蚀证据。这些表面腐蚀最初只会削弱整体的光学映像，随着时间的推移将产生更多的医疗风险等问题。

为降低碱性清洗剂对材料的损害，目前常见的材料多为耐腐蚀的不锈钢、钛合金及各种合成材料。然而，合成材料耐热能力较低，难以干燥。耐腐蚀不锈钢比钛合金有明显的成本优势，但它们的内在重量也高得多。而在这极端的重量差异可以忽略不计的情况下，钛合金由于其体积小这一个重要标准成为动力系统的制造材料。

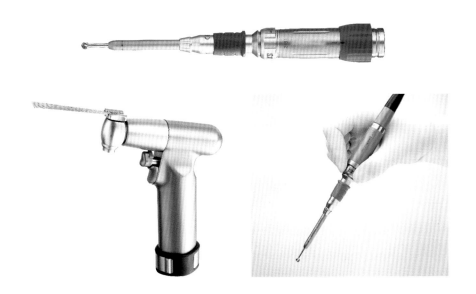

4.1.2 钛壳材料的表面

与铝相比，钛金属有一个重要的优势——钛再处理表面光学不会受到不利影响。因此，即使几年后钛电机依然保持其崭新的外观。机械损伤如擦伤可在维修时检修，在阳极氧化铝材质位于钛壳表面的情况下，上述情况不会发生。

4.1.3 外科电机系统的当前维护概念

动力系统正在几乎所有的外科领域中使用。为了给予患者和用户最高的安全体验，保证手术过程的正常进行，必须定期检查和维护。

由于动力系统使用频繁及操作者（年轻医生）的熟练程度存在较大差异，因此建议对动力系统每季度进行检修和维护，从而保证任何缺陷或磨损能在早期阶段的检测中被消除。预防性维修可以减少术中破裂的风险。此外，可以进行安全检查，提高系统的可用性和应用程序的安全性。

4.2 清洗和消毒

4.2.1 清洗与消毒的基本知识

• 手术中产生的凝结物和固体残留物会给清洗过程带来诸多不便，同时还会腐蚀不锈钢体。为避免这一点的发生，产品使用与处理的时间间隔不得超过6小时，同时固化预清洗的温度不可超过45℃，且不得使用任何固化消毒剂（活性成分：乙醛、乙醇）。

• 使用过量的中和剂或碱性清洗剂会产生化学降解作用和（或）造成不锈钢材质表面褪色乃至激光刻字的消除。

• 含氯或氯化物的残余物，如存在于手术中的残余物、药品、盐水，以及清洗、灭菌和消毒用水，则会造成腐蚀性破坏（点状腐蚀、应力腐蚀），从而毁坏不锈钢材质的产品。为除去这类残余物，必须用足量的完全脱盐的水清洗产品，并彻底干燥。必要时可进一步干燥。

• 用于清洗产品的处理剂必须经过检测并获认可（如 VAH 或 FDA 认证或 CE 标志），并且在供应商的推荐下与产品的材料相适应。必须严格遵守处理剂的供应商所规定的全部过程参数。若不按照上述要求操作，会导致下列问题产生：

光学退化：如金属钛或铝表面褪色或变色。例如金属铝，使用 / 处理条件在 pH > 8 时，其表面会出现明显的改变。

材料损坏：如腐蚀、破裂、粉碎、早衰或膨胀。

不可使用会导致产品表面损伤并导致腐蚀的金属清洗刷或其他研磨料。

• 进行再处理程序前先拆卸装置。

• 使用后立刻遵照各元件的使用说明拆卸产品。

• 拆下刀具（钻头、锯片等）、附件（转接器、保护套等）、管材、电缆、电池等所有已连接的元件。

• 使用现场的准备：

使用不起毛的湿抹布尽量擦除所有可见的手术残留物；

将已干燥的产品置于密封的废物容器中进行运送，并在 6 小时内进行清洗和消毒；

清洗前的准备；

使用后立即用非固化且不含氯化钠的溶液进行预清洗。

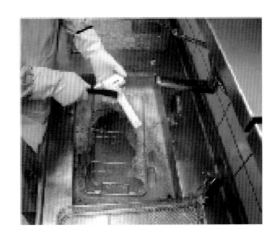

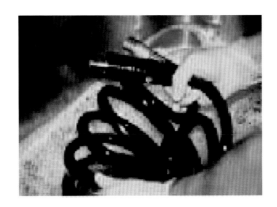

4.2.2 人工清洗

操作要求：

- 碱性清洗剂（pH＞11）不适用于铝制的部件；
- 使用具有活性清洗性能的消毒剂；
- 用软合成纤维的刷子去除粘连和残留物；
- 不要穿戴起毛的衣服；
- 不要浸泡电机部件；
- 不要浸泡空气软管和软电缆，冲洗时将电机部件紧握在手上；
- 通过喷嘴连接冲水和冲气管，立即将残留的液体清除。

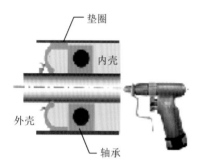

对以下组件不能直接冲水或冲气：

- 磨头插入孔
- 垫圈
- 克氏针插管

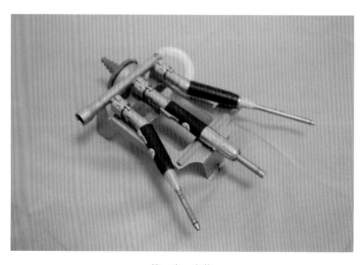

第一步：安装

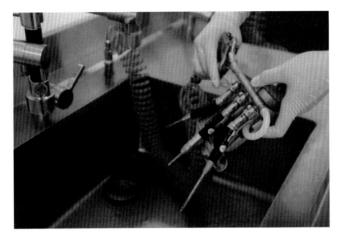

第二步：加水清洗

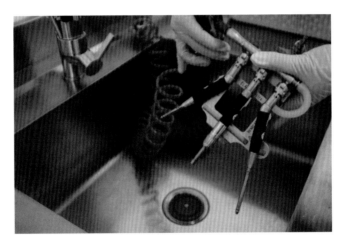

第三步：高压气枪吹干

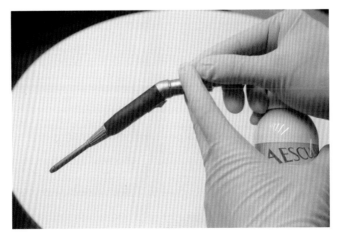

第四步：喷油气枪吹干

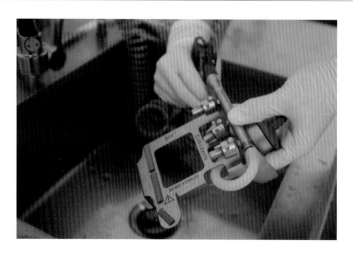

第五步：高压气吹干清洗基座

4.2.3 机械清洗

注意事项：并不是所有的马达系统都可以进行机械处理！

主要原因：手持部件不是百分百密封的，容易发生腐蚀、生锈、润滑油漏出、短路及其他卫生清洁问题。

机械加工的解决方案：

注意事项：不同厂商针对动力系统都拥有特定的储存及清洗装置。

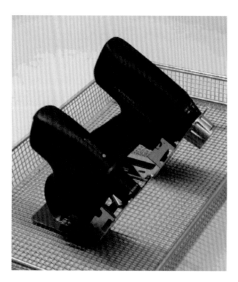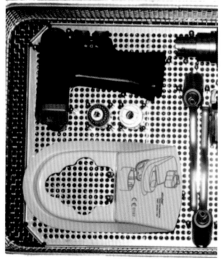

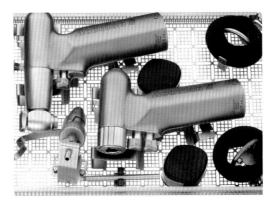

电池动力系统及装载篮

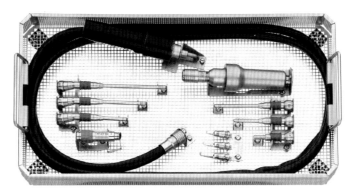

高速电动动力系统装载篮

储存及清洗篮的作用：
- 可以提供充足的空间，用于摆放所有部件；
- 可同时用于所有部件的存储。

使用要点：
- 保护好关键部件开口；
- 对各部件精确地固定。

机械清洗的具体要求：
- 清洗剂的 pH $<$ 11（针对于铝制的部件）；
- 选择合适的清洗程序，温度不超过 60℃；
- 高温消毒，在 96℃ 的温度下进行；
- 最后的冲洗步骤应采用不含矿物质的蒸馏水；
- 烘干步骤应在最高为 120℃ 的条件下进行，至少 10 分钟。

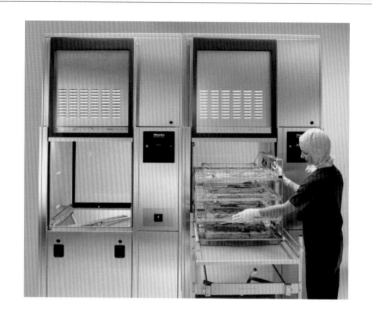

使用过后的部件拆卸

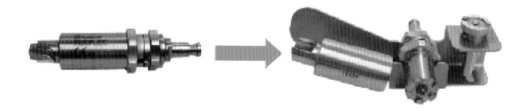

注意事项：不要浸泡电机部件！！！

4.2.4 清洗与消毒时的注意事项

- 消毒前，留出足够长的时间滴完水，以免消毒液被稀释。
- 清洗／消毒后，目测是否表面有任何残留物。必要时，重复清洗／消毒步骤。

清洗与消毒时的溶液要求：

阶段	步骤	T(℃／T)	T(min)	浓度(%)	水质量	化学品
I	清洗	RT（冷温）	—	—	D-W	—
II	干燥	RT	—	—	—	—
III	擦拭消毒	—	＞1	—	—	Meliseptol HBE 湿巾 50% 丙醇
IV	最终冲洗	RT（冷温）	0.5	—	FD-W	—
V	干燥	RT	—	—	—	—

D-W：饮用水；FD-W：完全除盐水（去除矿物质、低微生物污染：至少饮用水品质）；RT：室温

4.2.5 附录 1：清洗与消毒的具体步骤

第 1 步：

使用流动水清洗动力产品，同时使用合适的刷子清洗，直至清除产品表面所有可见残留物。

清洗期间，卸下定位螺钉、连接件等非固定元件。

第 2 步：

使用一次性注射器，用酶洗溶液对产品内部进行清洗。必要时可在酶溶液中进行浸泡。

第 3 步：

使用流动水，将残留的酶溶液冲洗干净。

第 4 步：

使用消毒液对接头和动力设备进行内部消毒，通常消毒时间为 5 分钟。消毒完毕后用自来水进行冲洗。

第 5 步：

将动力设备彻底干燥（使用不起球的棉布或压缩空气），使用专用的设备保养油对内部进行润滑。

4.2.6 附录 2：机械清洗与消毒的注意事项

• 消毒剂必须经过测试获得认可，证明有效才可以使用。

例如：DGHM、FDA 认证，或 DIN EN ISO 15883 的 CE 标志。

经验证的程序	具体操作
机械碱液清洗和高温消毒	■ 将产品插入工具区域固定器的对应位置
	■ 将内部冲洗系统与消毒灭菌盒固定器的冲洗口相连
	■ 如果冲洗液和消毒液无法直接用于内部冲洗，则可以使用特定的套管
	■ 可以将固定器安装在适用的托盘上，或者将冲洗适配器与冲洗口相连

• 使用的清洗和消毒器械必须定期保养及检查。

• 机械清洗通常采用碱液清洗和高温消毒。

• 机械清洗 / 消毒后检查表面的可见残留物。

4.3 动力系统操作注意事项

4.3.1 神经外科动力系统

● 在使用软轴动力系统操作时，应当特别注意软轴靠近手柄的一端不能过度弯曲，否则可能会造成永久性的变形、在操作转动时产生过热和异响，以及出现转动不平稳的情况；

● 铣刀手柄在使用时一定要垂直于被手术面，用力适度，自然移动，避免强行操作造成手柄损坏；

● 开颅钻在使用过程中应始终垂直于被手术面，术中开颅钻打孔时应用力下压，同时在打孔过程中不要有停顿动作，直到达到最佳开颅效果；

● 使用气动系统时应保持供气管路的顺畅，防止气管扭曲、弯折，从而导致气压下降，转速不够；

● 术中的切割、打磨和开颅时一定要持续注水冷却刀头、磨头等附件，以防过热造成损坏或灼伤患者手术部位周边组织；

● 术中刀头、磨头和铣刀保护鞘等部位的血渍和骨屑残留，应及时用湿纱布擦拭干净，防止血液流到手柄内部，便于术后的整体清洗。

4.3.2 骨科——电池动力系统

● 每次使用电池动力装置前或在术中更换电池后，都必须进行功能检查；

● 使用前，确保安装了可重复充电电池；

● 检查夹头是否安装牢固；

● 检查动力工具是否安装牢固；

● 在顺时针和逆时针模式下，应以最大速度操作电池钻；

● 确保在不同情况下，电池钻旋转方向正确。

4.3.3 骨科及心胸外科——摆动锯片

● 检查工具是否连接牢固：锯片；

● 检查钻头是否连接牢固：旋转钻头时不能拔出；

● 操作时以最大速度运行摆动锯。

4.3.4 总结

● 未经初步检测的情况下，不应进行后续的再处理操作。

● 在手术室内就应该进行必要的预清洗工作。

● 永远不要浸泡动力马达。

● 关于动力系统清洗与消毒的总结：

通常来讲，动力系统并不普遍适用于机械清洗，应严格按照生产商的具体要求进行清洗和消毒；

碱性清洁剂并不适用于马达的清洗；

在每次消毒和灭菌前，应进行护理保养（保养油润滑）；

对于设备功能的检测，是清洗与消毒有效性的重要标准之一。

4.4 动力系统的维护及保养

4.4.1 维护、保养及检查

建议定期向触发器、连接器、封口盖等活动部件上喷上动力系统保养油！

• 使用后，使产品冷却至室温；

• 每次清洗和消毒后应检查产品的洁净度、功能性及是否存在损坏的情况；

• 检查产品是否有任何缺损、异常的运行噪声、是否过热或过度振动；

• 检查刀具是否断裂或损坏，刀刃是否钝化；

• 更换已损坏的产品；

• 清洗/消毒后，检查产品的所有表面和难以进入的区域是否存在污渍或碎屑。

将产品配套提供的动力系统转接器对准动力系统喷雾剂的喷嘴，将喷雾剂喷入小功率钻头的插管内，从钻头（参见左图）铰刀和克氏针附件的后部喷入，持续约 1 秒（参见右图）。

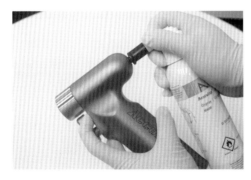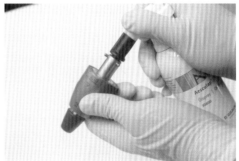

4.4.2 包装

• 始终遵照各包装和存放容器的使用说明；

• 务必保护好动力系统的所有刀刃；

• 妥善保管包装灭菌程序中使用的托盘；

• 确保包装能充分保护产品，以防受到再污染。

4.4.3 蒸汽灭菌

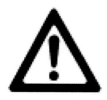 切勿对可充电电池进行灭菌处理，这样可能会导致永久性的损坏。

• 灭菌前，先拆下所有附件，特别是冲洗接头、克氏针保护套、接口和封口盖等！

• 检查并确保消毒剂与所有的内、外表面相接触（如通过打开任何阀和旋塞）。

• 采用验证过的灭菌工艺：

—通过真空工艺进行蒸汽灭菌；

—蒸汽灭菌器应符合 DIN EN 285—2016 的要求，并按照 EIN EN ISO 17665 进行验证；

—在 134℃下使用脉动真空工艺进行灭菌（保留时间为 5 分钟）。

• 如果在一个蒸汽灭菌器内同时对数个产品进行灭菌操作，应确保不超出制造商规定的蒸汽灭菌器的最大允许载重量。

4.4.4 储存

• 将动力系统放入防尘保护的无菌包装中，储存在干燥、避光和温度受控的房间内。

4.4.5 维护

• 为确保装置可靠运行，必须根据维护标签上的信息每年对其进行一次维修保养。

常见故障：

—系统工作时有异响，噪声大；

—系统工作总有异常发热；

—马达、手柄卡死不转。

原因：

—轴承锈蚀，锈死，磨损严重；

—未及时更换钝化的配件；

—手柄负载加大；

—内部零件长期未进行喷油保养或喷油不正确；

—采用了不恰当的消毒／灭菌方式。

（附：请使用对应厂商专用保养油及喷嘴）

4.4.6 主机及脚踏的保养

• 主机及脚踏在术后可选用适合的清洗 / 消毒剂进行表面的清洗 / 消毒，再用不起毛的软布擦干表面。

4.4.7 软轴 / 气管 / 马达电缆

• 使用适合的中性、碱性或弱碱性清洗 / 消毒剂对导线表面进行清洗 / 消毒，再用不起毛的软布擦干表面。

注：严禁浸泡及超声清洗。

4.4.8 电动马达

• 使用适合的中性、碱性或弱碱性清洗 / 消毒剂对马达表面进行清洗 / 消毒，再用不起毛的软布擦干表面；

• 清洗 / 消毒后应立即用保养油对马达内部进行喷油保养。

（附：请使用对应厂商专用保养油及喷嘴）

注：严禁浸泡及超声清洗。

4.4.9 气动马达

• 由于转速高，气动马达当中的叶片容易磨损，因此必须定期使用专用油润滑；

• 用保养油喷注马达的尾部 2 秒左右，将马达内的污垢冲出。

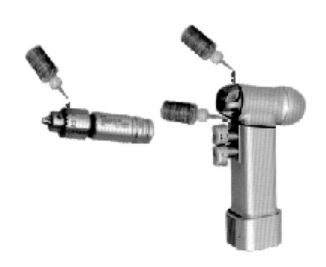

注：马达尾部向下倾斜以便于赃物从马达内部流出；马达开关需要置于"I"处，否则油无法喷出。

4.4.10 手柄内部

• 用专用喷油及所匹配的喷嘴对手柄内部进行冲洗。

注：手柄头端朝下，按 1 ～ 3 秒，如果头端有脏物喷出则重复此步骤直至从头端喷出的油为透明无色。

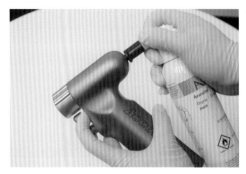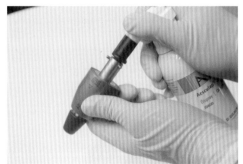

4.4.11 开颅钻头、铣刀及其他相关动力耗材工具

- 保养时，必须将开颅钻头拆开逐一清洗；
- 检查耦合部分和刀头是否完好；
- 头端加油保养时，应逐一检查按动脑膜保护弹簧，保证其正常活动；
- 末端的加油：应逐一检查有无血迹，锈迹残留；
- 在关节缝隙中，防止其中的弹簧等部件生锈；
- 各类刀头、锯片、磨头；
- 可浸泡清洗 / 消毒；
- 刀槽内的组织残留物必须清洗干净；
- 检查刀头、铣刀片、磨头是否有变形，是否锋利，如有变形或钝化，应及时更换；
- 为防止形成黏性或结垢的残留物，应及时清洗 / 消毒；
- 可重复性耗材工具使用建议值：

— 铣刀刀片——使用 3 ～ 5 次后更换

— 开颅刀头——使用 30 个孔后更换

— 磨头、锯片——使用 10 ～ 15 次更换

4.5 灭菌方式

- 预真空高温高压（134℃，2bar，至少持续 5 分钟，干燥至少 10 分钟）灭菌后自然冷却。

注：不能用不带干燥程序的卡式炉进行灭菌。

- 低温等离子灭菌。
- （EO）环氧乙烷灭菌。

4.6 储存

- 处理后的产品应储存在恒温、恒湿的无菌间；
- 传动软轴和电缆导线盘绕时不能扭曲、打结，盘绕直径不能小于 25cm；
- 马达和手柄、磨头等避免碰撞，否则会导致变形和损伤；
- 灭菌出锅后冷却过程中，不能接触外部；
- 存放和取出时，不能倒置；
- 操作时切勿用力过猛，并且避免碰撞。

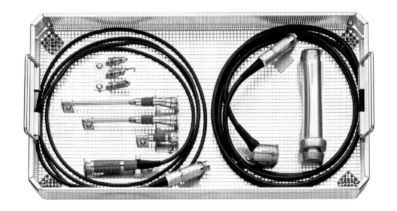

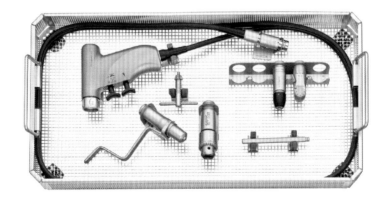

4.7 错误再处理的后果

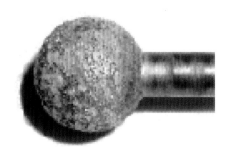
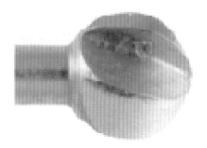

金刚石毛刺在使用过程中未冷却，表面残留

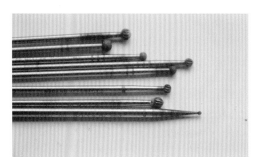
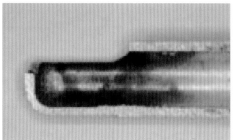

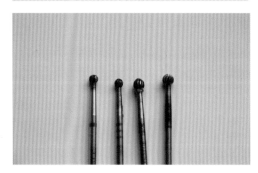
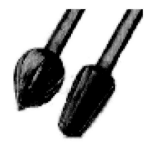

腐蚀的毛刺

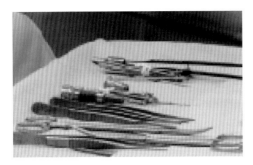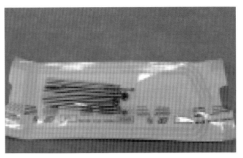

工具的错误储存

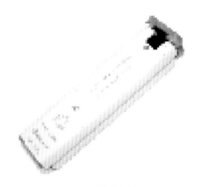

消毒电池

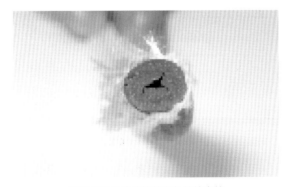

浸泡在碱性清洁管的空气软管内管

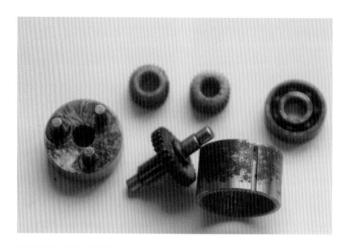

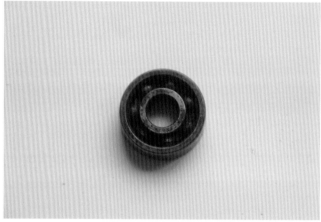

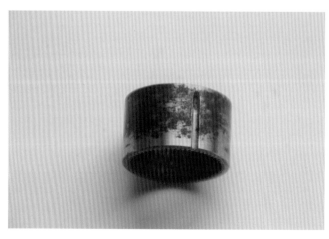

腐蚀

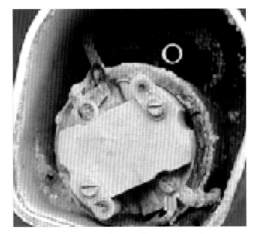

浸没在消毒剂里面的 GA620 钻头

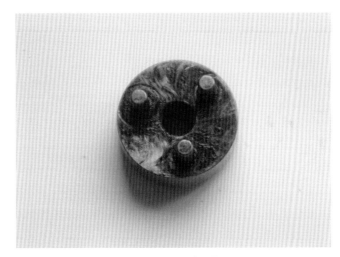

有残留物的动力组件

4.8 常见问题及解决方案

4.8.1 电池动力

故障	检测	原因	纠正措施
电源输出不足		电池未充满电	用充电器为电池充电
	充电器上亮起"建议更换电池"的符号	可重复充电电池使用寿命到期	由制造商维持电池
电机不运行		电机故障	由制造商维修电机
	插入电池后无声音信号	可重复充电电池故障	由制造商维修电池

续表

故障	检测	原因	纠正措施
锯片无法移动	电机运行噪声大	传动装置出现故障	由制造商维修该装置
锯片的切割性能差	锯片磨损	锯片变钝	更换锯片
	电池电量过低	电机电量 / 速度不足	为电池充电
	电池磨损 / 故障		更换电池
	锯片过热	无法充分排屑	在锯的过程中移动锯片，确保锯片得到充分喷淋冷却
输出功率不足	—	电池未能完全充电	将电池置于充电器中充电
	充电器上亮起"建议更换电池"的符号	到达电池使用寿命	由制造商维修该电池
电机不转	—	电机故障	由制造商维修该电机
	插入电池后无声音信号	电池故障	由制造商维修该电池
无法连接锯片	连结器组件或锯片变形	锯片变形	由制造商维持该装置
	—	锯片不相容	插入匹配的 Aesculap 锯片，见配件 / 备用部件
锯片无法拆卸	锁紧锁未完全释译锯片	释放按钮未彻底按下	彻底按下释放按扭，见"拆卸锯片"

注释 1：在空气中动力系统有时会出现冷凝水。在这种情况下，可适当延长干燥时间，并且在操作时避免使用发热或者发烫的马达。

注释 2：有时动力系统会发生腐蚀现象，此时应检查是否有水或蒸汽的存在。与此同时，应避免将这些发生腐蚀的部件与其他工具一起放入托盘内。

4.9 附录　使用冲洗适配器的再处理

步骤一：

- 将适配器与手柄相连接；
- 用恰当的刷子在自来水下清洗动力手柄；
- 用高压水枪至少冲洗 3 次，每次 5 秒。

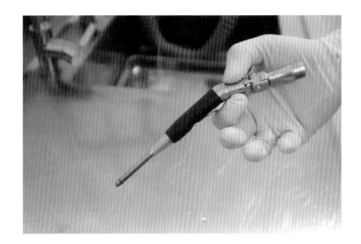

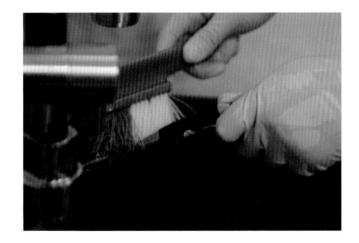

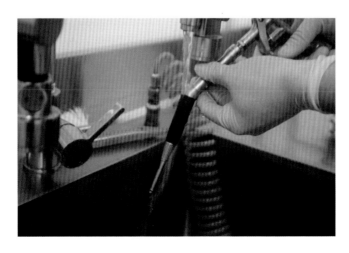

步骤二：

- 使用一次性注射器，用酶清洗液冲洗动力手柄内部；
- 在酶清洗液中浸泡约 5 分钟。

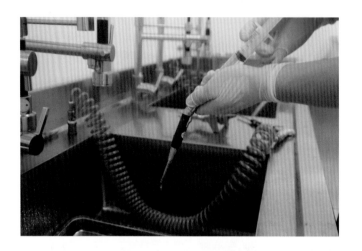

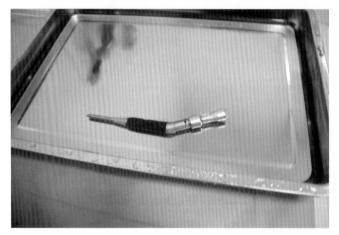

步骤三：

- 在自来水下冲洗，清除酶溶液；
- 用高压水枪至少冲洗 3 次，每次 5 秒。

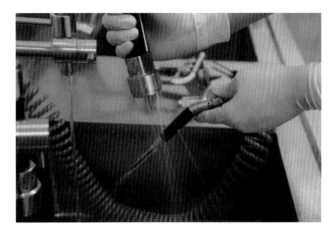

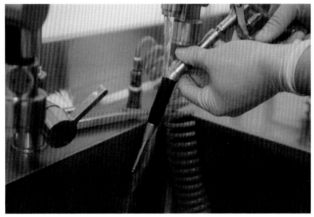

步骤四：

- 消毒前，用高压气枪吹出所有残留液体；
- 使用一次性注射器，用消毒液清洗动力手柄内部；
- 将动力手柄静置于消毒液中 15 分钟。

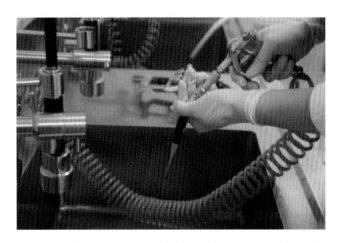

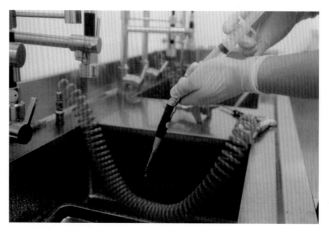

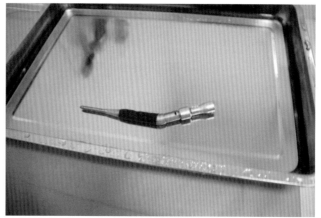

步骤五：

- 在自来水下冲洗产品表面；
- 用水枪至少 3 次冲洗产品 5 秒。

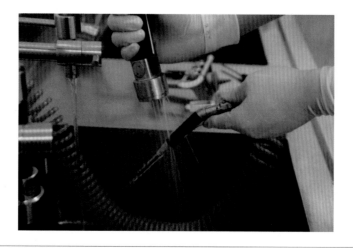

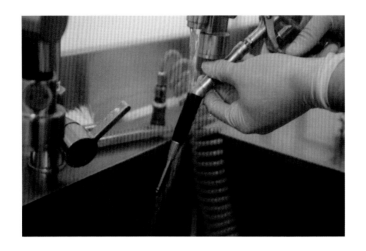

步骤六：

• 用毛巾或压缩空气对动力手柄进行干燥；

• 分离适配器，检查表面是否存在可见的残留物；

• 用动力系统保养油喷射适配器 2 秒。

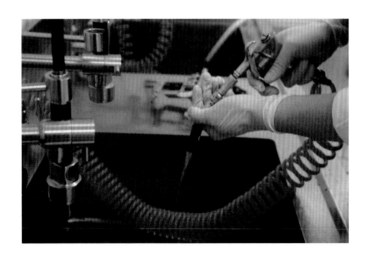

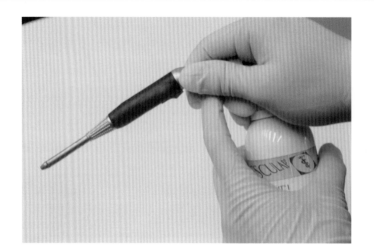